BEI GRIN MACHT SICH IHR WISSEN BEZAHLT

- Wir veröffentlichen Ihre Hausarbeit, Bachelor- und Masterarbeit

- Ihr eigenes eBook und Buch - weltweit in allen wichtigen Shops

- Verdienen Sie an jedem Verkauf

Jetzt bei www.GRIN.com hochladen und kostenlos publizieren

GRIN ☺

La perception du vaccin contre la covid-19 dans le milieu universitaire de Kamina

Arodi Jingu

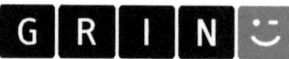

Bibliografische Information der Deutschen Nationalbibliothek:

Die Deutsche Nationalbibliothek verzeichnet diese Publikation in der Deutschen Nationalbibliografie; detaillierte bibliografische Daten sind im Internet über http://dnb.d-nb.de abrufbar.

ISBN: 9783346737960
Dieses Buch ist auch als E-Book erhältlich.

© GRIN Publishing GmbH
Nymphenburger Straße 86
80636 München

Druck und Bindung: Books on Demand GmbH, Norderstedt Germany
Gedruckt auf säurefreiem Papier aus verantwortungsvollen Quellen

Das vorliegende Werk wurde sorgfältig erarbeitet. Dennoch übernehmen Autoren und Verlag für die Richtigkeit von Angaben, Hinweisen, Links und Ratschlägen sowie eventuelle Druckfehler keine Haftung.

Das Buch bei GRIN: https://www.grin.com/document/1280324

TABLE DES MATIERES

0. INTRODUCTION

0.1.Etat de la question

Le Covid-19 est une maladie respiratoire pouvant être mortelle chez les patients fragilisés par l'âge ou une autre maladie chronique. Elle se transmet par contact rapproché avec des personnes infectées. La maladie pourrait aussi être transmise par des patients asymptomatiques mais les données scientifiques manquent pour en attester avec certitude.

En effet, L'organisation mondiale de la santé définit la maladie à coronavirus 2019 (en abrégé «COVID-19») comme une maladie respiratoire émergente causée par un nouveau coronavirus et qui a été détectée pour la première fois en décembre 2019 à Wuhan, en Chine **(OMS, 2019)**.

Le monde actuellement reste frappé par un fléau non négligeable, ce dernier touche et les pays en voie développement, et ceux développés. La chine, l'Italie, la France et biens des grands pays de ce monde se sont retrouvés victimes vis-à-vis du taux de morbi-mortalité et des insuffisances tant sur le plan économique et sociale engendrées par la pandémie de la Covid-19 (Marie-Paule K et al, 2020).

Le SRAS-CoV-2 a été identifiée pour la première fois en décembre 2019 à Wuhan, la capitale de la province chinoise du Hubei, et s'est depuis propagé dans le monde entier, provoquant une épidémie dans plus de 200 pays. Le SRAS-CoV-2 infecte les voies respiratoires, provoquant des symptômes pseudo-grippaux et, dans certains cas, peut provoquer des maladies graves telles que la pneumonie et une défaillance de plusieurs organes entraînant la mort. Aujourd'hui, les cas de Covid-19 atteignent presque 9 millions, avec plus de 450 000 décès **(Sana O Alturki , et al ; 2020)**.

Cependant que les chercheurs se précipitent pour développer et tester des vaccins contre le COVID-19 **(Callaway, 2020)**.

Plusieurs vaccins contre la maladie à coronavirus 2019 (COVID-19) sont actuellement en essai sur l'homme. En juin 2020, nous avons interrogé 13 426 personnes dans 19 pays pour déterminer les taux d'acceptation potentiels et les facteurs influençant l'acceptation d'un vaccin COVID-19. Parmi ceux-ci, 71,5% des participants ont déclaré qu'ils seraient très ou assez susceptibles de prendre un vaccin COVID-19, et 48,1% ont déclaré qu'ils accepteraient la recommandation de leur employeur de le faire **(Jeffrey V et al ; 2021)**.

Par ailleurs, la perception des risques et des bénéfices des vaccins, les attitudes par rapport à la vaccination, les normes et les connaissances étaient parmi les déterminants les plus fréquemment associés aux décisions vaccinales dans la population, mais également chez les professionnels de la santé pour leur propre vaccination **(Dominique G et al; 2014).**

Mais l'inquiétude concernant l'hésitation à la vaccination augmente dans le monde entier ; en fait, l'OMS l'a identifiée comme l'une des dix principales menaces sanitaires mondiales en 2019.

Selon l'organisation mondiale de la Santé (OMS) dans son plan d'action global en vaccination, recommande d'ailleurs que les futurs efforts de promotion de la vaccination s'adressent à la montée de l'hésitation et insiste pour que les organisations réalisent notamment des recherches en communication, afin d'être proactifs face aux inquiétudes de la population à l'égard de la vaccination **(OMS; 2012).**

D'ailleurs, la vaccination contre le Covid-19 est très diversement accueillie en Afrique, selon une étude menée par l'Africa CDC dans quinze pays et rendue publique jeudi. Au moins 1 000 personnes ont été interrogées en face à face ou par téléphone dans chacun de ces pays entre août et septembre 2020. Si 94 % des Ethiopiens approuvent l'idée de se faire vacciner, seulement 59 % des sondés en République démocratique du Congo (RDC) l'envisagent favorablement. Ils sont 76 % au Nigeria, pays le plus peuplé du continent **(Laurence Caramel; 2021).**

0.1.Problematique

En raison de la pandémie de COVID-19, le monde est confronté à une nouvelle maladie infectieuse, pour laquelle il n'existe actuellement aucun traitement ou immunité collective. La pandémie constitue une menace sérieuse pour notre santé et notre bien-être (OMS, 2020a) et les chercheurs se précipitent pour développer et tester des vaccins contre le COVID-19 (Callaway, 2020).

Cependant que plusieurs vaccins prophylactiques contre le COVID-19 sont actuellement en développement, mais on en sait peu sur l'acceptabilité par les gens d'un vaccin COVID-19 (Paul L Reiter et al; 2020).

En Asie les différences dans les taux d'acceptation variaient de près de 90% (en Chine) à moins de 55% (en Russie). Les répondants déclarant avoir un niveau de confiance plus élevé dans les informations provenant de sources gouvernementales étaient plus susceptibles d'accepter un vaccin et de suivre les conseils de leur employeur pour le faire (Jeffrey V; et Al ; 2021).

En Amérique, l'intention de recevoir le vaccin à COVID-19 a augmenté de 17,1 points de pourcentage chez les adultes âgés de 65 ans et plus (de 49,1% à 66,2%), chez les travailleurs essentiels de 8,8 points (de 37,1% à 45,9%) et chez les adultes âgés de 18 à 64 ans avec des pathologies sous-jacentes de 5,3 points (de 36,5% à 41,8%) (Kimberly H et al).

Au canada les perceptions sont également négatives quant à la capacité du gouvernement fédéral à distribuer les vaccins. Ainsi, 54 % des répondants soutiennent ne pas avoir confiance, contre 36 % en décembre (Radio Canada, 2021).

Dans l'ensemble, 69% des participants étaient prêts à se faire vacciner contre le COVID-19. Les participants étaient plus susceptibles d'être prêts à se faire vacciner s'ils pensaient que leur professionnel de la santé recommanderait la vaccination (RR = 1,73, IC à 95%: 1,49-2,02) ou s'ils étaient modérés (RR = 1,09, IC à 95%: 1,02-1,16) ou libéraux (RR = 1,14, IC à 95%: 1,07-1,22) dans leur orientation politique (Paul L et al; 2020).

Selon une étude menée par Cécile Longchamps et al en France, avait trouvé que 40,9% des participants exprimaient une méfiance vis-à-vis d'un potentiel vaccin contre la Covid-19 : 29,4% n'étaient pas prêts à se faire vacciner et 11,5% étaient hésitants (Cécile L et al; 2020).

Toujours en France dans une enquête COCONEL **(2021)** mémé au Marseille a relevé que 16 % des enquêtés refuseraient le vaccin parce qu'ils pensent qu'un vaccin élaboré dans l'urgence est trop dangereux, 7 % parce qu'ils se disent contre la vaccination en général, tandis que 2 % juge que c'est inutile puisque, selon eux, le COVID-19 est peu dangereux.

Contrairement aux autres pays, Pas moins de 4 millions de Marocains (sur 36 millions d'habitants) avaient reçu une première injection et 854 000 une seconde à la date du 10 mars, classant le royaume chérifien dans la liste des dix pays dans le monde qui ont le plus vacciné contre le Covid-19 à ce jour (**Laurence Caramel; 2021).**

En RDC, selon une étude menée par **John D Ditekemena et al sur la perception du vaccin à covid-19 montre que,** un quart (24,1%) étaient convaincus que le COVID-19 n'existait pas. Dans l'ensemble, 2310 (55,9%) ont indiqué qu'ils étaient prêts à se faire vacciner mais la volonté actuelle de vaccination contre le COVID-19 parmi les citoyens de la RDC est trop faible pour réduire considérablement la transmission communautaire. (**John D Ditekemena et al; 2021).** Dans a ville de Kamina plus de 52% des cas enquêtés n'accepteraient pas le vaccin à covid-19 et 34% des cas enquêtés acceptent d'être vacciné.

Face à cette situation, nous nous sommes posé quelques questions autour desquelles tournerons nos résultats :

- Comment la population de Kamina perçoit elle le vaccin contre la covid-19?
- Quelle est l'attitude de cette population face à ce vaccin?

0.3.1. *Objectif général*

La présente étude a pour objectif général déterminer la perception du vaccin contre la covid-19 dans le milieu universitaire de Kamina en vue de contribuer à l'amélioration de l'état de santé de la population.

0.3.2. *Objectifs spécifiques*

Pour atteindre notre objectif général, nous nous sommes fixés les objectifs spécifiques suivants :

- ✓ Identifier le mode de perception du vaccin contre la covid-19 dans le milieu universitaire de Kamina;
- ✓ Décrire le niveau d'acceptabilité du vaccin contre la covid-19 dans le milieu universitaire de Kamina.

0.4.Choix et intérêt du sujet

0.4.1. Choix du sujet

L'opération de notre choix sur ce sujet n'est pas un fait du hasard, elle reste motivée par une observation faite sur les rumeurs de la campagne de vaccination contre la covi-19 dans des écoles de la ville de Kamina et les parents partaient directement prendre leurs enfants dans des écoles.

0.4.2. Intérêt du sujet

Cette étude présente trois intérêts suivants : personnel; scientifique et communautaire.

- *Intérêt personnel* :

Cette étude nous permettra à approfondir nos connaissances sur la perception du vaccin contre la covid-19.

- *Intérêt scientifique* :

Aux autres chercheurs, ce travail servira d'outil de recherche et/ou de référence pour l'enrichissement et l'élargissement des pensées en cas de l'investigation dans ce sdomaine.

- *Intérêt communautaire* :

Les résultats de cette étude aideront la communauté à changer leur comportement du faite qu'ils présenteront des notions liées l'acceptabilité du vaccin en vue de ne pas risquer leur vie.

0.5.Délimitation du travail

Notre étude s'est réalisée en république démocratique du Congo, province du Haut-Lomami, ville de Kamina, dans le milieu universitaire de Kamina pendant une période allant du 01 février au 30 Septembre 2021.

0.6.Subdivision du travail

Outre l'introduction, les suggestions et la conclusion, notre travail comprend deux parties :

- ➤ La partie théorique qui a un seul chapitre qui parlera sur les généralités du covid-19.
- ➤ La partie pratique qui comprend quatre chapitres suivants :
    - La présentation du milieu de recherche
    - La méthodologie
    - La présentation des résultats
    - La discussion des résultats

Chapitre I. NOTIONS DES GENERALTES

I.1. Définition des concepts clés

- ➢ **Perception** : C'est une fonction par laquelle l'esprit, le sujet se représente, pose devant lui les objets (la perception); acte par lequel s'exerce cette fonction; son résultat (une perception) **(Condyllac, 2006).**

- ➢ **Vaccin** : Un **vaccin** est une préparation biologique administrée à un <u>organisme vivant</u> afin d'y stimuler son <u>système immunitaire</u> et d'y développer une <u>immunité adaptative</u> protectrice et relativement durable contre l'<u>agent infectieux</u> d'une <u>maladie</u> 2021 particulière **(WIKIPEDIA en ligne; 2021).**

- ➢ **La Covid-19** : une maladie respiratoire émergente causée par un nouveau coronavirus et qui a été détectée pour la première fois en décembre 2019 à Wuhan, en Chine **(OMS, 2019).**

- ➢ **Milieu** : C'est un temps, un objet ou un concept situé à égale distance des extrémités ou de la périphérie, ou bien une substance ou des conditions qui environnent les objets ou les êtres vivants auxquels on s'intéresse **(WIKIPEDIA en ligne; 2021).**

- ➢ **Université** : est une institution d'enseignements supérieurs, d'études et de recherches, constituée par la réunion de divers établissements nommés suivant les traditions « collèges » ou « facultés », « instituts », « départements », « centres », « sections », « unités » ou écoles spécifiques, mais aussi bibliothèque ou atelier, médiathèque ou musée… formant un ensemble administratif cohérent avec un statut de droit défini, public, privé ou éventuellement mixte. Sous cette égide légale et administrative sont ainsi rassemblées ou monopolisées la production (<u>recherche</u>), la conservation (<u>publications</u> et <u>bibliothèques</u>) et la transmission (<u>études supérieures</u>) de différents champs choisis d'études et de <u>connaissance</u> **(WIKIPEDIA en ligne; 2021).**

I.2. GE NERALITES SUR LA COVID-19

1.2.1. Brève historique du covid-19

De 1930 à aujourd'hui, la famille des coronavirus a captivé des générations de chercheurs, qui tentent encore de percer tous leurs mystères.

En 2016, une professeure des écoles grecque âgée de 45 ans était transportée aux urgences de l'hôpital Hygeia, à Athènes. Elle présentait des symptômes inhabituels : plus de 39 °C de fièvre, une toux sèche et une céphalée sévère. Le médecin qui l'a examinée a remarqué que la partie inférieure de son poumon gauche tremblait à l'inspiration, ce qui a par la suite été confirmé par un scanner. Pourtant, l'institutrice était non fumeuse et n'avait aucun problème de santé.

Pensant qu'il s'agissait d'une pneumonie bactérienne, les médecins de l'hôpital lui ont administré des antibiotiques. Mais pendant les deux jours qui ont suivi, l'état de la patiente s'est détérioré, et le diagnostic de pneumonie ss'est révélé négatif. Sa respiration devenant irrégulière, elle a été placée sous oxygène et un nouveau traitement lui a été prescrit. Les médecins ont testé l'institutrice pour toute une série de pathologies, y compris différentes souches de la grippe, la légionellose, la coqueluche et d'autres maladies respiratoires comme le SRAS et le MERS, mais rien n'y faisait : tout était négatif.

En 1965, Dorothy Hamre, chercheuse à l'université de Chicago, a ainsi décidé de relever le défi de cet angle mort médical. En étudiant des cultures de tissus d'étudiants atteints de rhinopharyngite, elle a découvert un nouveau type de virus : le 229E.

Au même moment, une équipe de chercheurs britanniques, dirigée par le Dr David Tyrrell, en apprenait davantage sur la fameuse rhinopharyngite. Isolant ce qui semblait être un nouveau type de virus en culture tissulaire, l'équipe a découvert qu'il ressemblait à un virus déjà isolé dans les années 1930 sur des poulets atteints de bronchite. Il s'agissait d'un coronavirus, le premier à pouvoir infecter l'être humain.

Le Dr Ken McIntosch, chercheur à la Harvard Medical School, nous explique : « Ces virus ont toujours été très présents chez les animaux. On avait par exemple connaissance d'un virus appelé virus de la bronchite infectieuse aviaire, pour lequel des vaccins étaient disponibles ».

À l'époque de ces découvertes, le Dr McIntosh faisait partie d'une équipe des Instituts américains de la santé qui s'intéressait également aux causes de la rhinopharyngite. Son équipe a ainsi découvert un virus connu aujourd'hui sous le nom d'OC43, un autre coronavirus humain commun qui provoque des infections respiratoires. Le terme

« coronavirus » a pour sa part été inventé en 1968, les chercheurs s'étant inspirés de la manière dont, au microscope, la surface du virus en forme de couronne ressemblait à la couronne solaire (« *corona* » en anglais).

Ces découvertes ont fait couler beaucoup d'encre dans les médias de l'époque, un article affirmant notamment : « La science a triplé ses chances de vaincre la rhinopharyngite ». Pourtant, le Dr McIntosh rappelle que la communauté scientifique ne s'est pas intéressée à l'étude des coronavirus avant l'apparition du SRAS en 2003. Comme le 229E et l'OC43 provoquaient des pathologies peu sévères chez l'être humain, les médecins pouvaient les traiter de manière similaire aux rhinopharyngites provoquées par d'autres virus : paracétamol, antitussifs, et une bonne soupe accompagnée de quelques jours de repos.

Malgré la surveillance étroite exercée sur les coronavirus depuis l'apparition du SRAS, on ne sait aujourd'hui toujours pas pourquoi trois coronavirus (le SRAS-CoV-1, le MERS-CoV et le SRAS-CoV-2, source de la pandémie de Covid-19) entraînent des symptômes bien plus graves et un taux de mortalité plus élevé, alors que les quatre autres coronavirus humains connus restent sans danger.

Une chose est sûre, tous ces coronavirus ont un point commun : les chauves-souris. En effet, tous les coronavirus connus qui contaminent les humains semblent provenir des chauves-souris. Ils se propagent ensuite généralement vers d'autres animaux, les marchés et étals de nourriture en plein air étant propices à la reproduction interespèces, avant d'atteindre les humains. On sait par exemple que l'OC43 a été transmis à l'homme par le bétail et semble circuler depuis le XVIIIe siècle. Le MERS a quant à lui été transmis à l'homme par les chameaux.

1.2.2. Définition du covid-19

La covid-19 est un nouveau virus respiratoire qui n'a pas été identifié au paravent chez l'homme. Le premier cas de ce virus a été identifié à WUHAN, dans la province du HUBEI, en CHINE, les nations unies et les partenaires travaillent pour identifier la source du virus. Les coronavirus sont une grande famille de virus, certains causant des maladies chez les personnes et d'autres qui circulent parmi les maux **(OMS, 2019)**.

1.2.3. Propagation :

Selon l'OMS, le virus est originaire d'une source animale mais semble maintenant se propager d'une personne à l'autre.

1.2.4. Symphonies :

Les signes courants d'infection par la COVID 19 sont :

- ❖ La fièvre,
- ❖ La toux,
- ❖ L'essoufflement,
- ❖ Les difficultés respiratoires

Dans le cas grave, l'infection peut provoquer : une pneumonie ; un syndrome respiratoire aigüe sévère ; une insuffisance rénale et même la mort.

1.2.5. Mesures de protection:

Pour se protéger :

- ➢ Se laver les mains avec du savon et de l'eau courant fréquemment :

Avant et après avoir mangé, après être allé (e) aux toilettes, des animaux et des déchets animaux.

- ➢ Couvrir la bouche et le nez avec un mouchoir jetable en toussant ou en éternuant.
- ➢ Éviter tout contact étroit avec toute personne présentant des symptômes.
- ➢ Consultez un médecin si vous avez de la fièvre, de la toux ou des difficultés respiratoires.

1.2.6. Protection des autres :

Vous pouvez protéger les autres contre la maladie en prenant les précautions suivantes :

- ➢ Lorsque vous toussez et éternuez, couvrez la bouche et le nez avec le coude ou le tissu,
- ➢ Jetez le mouchoir dans un bac immédiatement après utilisation ;
- ➢ Se lavez les mains avec du savon après avoir toussé ou éternué ;
- ➢ Éviter les contacts étroits lorsque vous souffrez de la fièvre ou de la toux ;
- ➢ Éviter de cracher en public ;
- ➢ Demandez des soins médicaux si votre proche souffre de la fièvre, la toux et d'une difficulté respiratoire.

NB : A l'heure actuelle, rien ne prouve que les animaux à compagnie tels que le chien et les chats peuvent être infectes par nouveau coronavirus. Cependant, c'est toujours une bonne idée de se laver les mains avec du savon et de l'eau après un contact avec des animaux. Cela vous protège contre diverses bactéries courantes telles qu'E.COLI et SALMONELLA qui peuvent passe entre les animaux domestiques et les humains.

Les personnes de tous âges peuvent être infectes par le nouveau coronavirus. Les personnes âges et des personnes ayant des conditions médicales préexistantes (telles que l'asthme, le diabète, les maladies cardiaques) semblent entre plus vulnérable à devenir gravement malades avec le virus.

Les antibiotiques ne fonctionnent pas contre les virus, seulement contre les bactéries. Le nouveau coronavirus est un virus et, par conséquentes antibiotiques ne doivent pas être utilisés comme moyen de préventions ou de traitement .Cependant, si vous êtes hospitalisé, vous pouvez recevoir des antibiotiques car une coïnfection bactérienne est possible. A ce jour, aucun médicament spécifique n'est recommandé pour prévenir ou traiter le nouveau coronavirus. Cependant les personnes

DEUXIEME PARTIE :
CONSIDERATIONS PRATIQUES

CHAPITRE II : PRESENTATION DU MILIEU DE RECHERCHE

II.1. BREVE HISTORIQUE

L'actuelle université de Kamina est née en 1993 à la période de l'essaimage des instituts de l'enseignement supérieur et universitaire en RD Congo sous la dénomination de centre universitaire du Katanga à Kamina et sous l'impulsion du feu le Professeur KIMPESA MBUYU MUJINGA, son premier recteur décédé de Kinshasa en Juin 1997 durant le 4 premières années de son existence, le centre universitaire avait ouvert les portes de son premier cycle (le graduat) dans 4 filières d'études.

Placée sous la titille de l'université de Lubumbashi pour des raisons diverses de viabilités et 3 mois avant le décès du recteur. Le jeune centre universitaire avait le nom et de statut en devenant le centre universitaire de Kamina, extension de l'université de Lubumbashi dirigé par un nouveau comité de gestion composée de trois membres et piloté par le Professeur MULEKA KIMPANGA, un chimiste organicien, à partir de l'année académique 1997-1998.

Le succès ainsi récolté a contribué énormément à l'élévation de l'ancienne extension fille ainée de l'UNILU, en mai 2008 au rang des universités publique autonomes, sous la dénomination de l'université de Kamina. A cette époque l'équipe dirigeante du centre universitaire était constitué de la manière suivante :

➢ Recteur professeur MULEKA KIPANGA ;
➢ Secrétaire général académique professeur KASHINDI ;
➢ Secrétaire général administratif CT KILUMBA NDIMINA ;
➢ Administrateur du budget Directeur MPANYA BALONGI

Aujourd'hui cette université est dirigée par l'actuel recteur professeur BANZA LENGE KIKWIKE ; secrétaire général académique Professeur KASONGO NGWELE Georges ; Secrétaire général administratif CT KILUMBA NDIMINA ; Administrateur du budget Professeur associé BWANA MBAYO Denis.

Pour clore cette brève historique nous allons vous donner la mission de cette université. Une triple mission symbolisée symbolisé par 3 trois étoiles sur les emblèmes de toutes les universités Congolaise et également confiés par l'état de l'université de Kamina.

❖ Assurer la formation des cadres de conception dans les données les plus diverses de la vie nationale à ce titre l'université dispose les enseignements inscrits à ces programmes de manière à favoriser l'éclosion des idées neuves et de développement des aptitudes professionnelles ;

❖ Organiser une recherche scientifique fondamentale et appliquée, orienter vers la solution des problèmes scientifiques de la RDC en tenant compte aussi de l'évolution de la science, de technique et de la technologie dans le monde ;

❖ Rendre service à la communauté par le rayonnement dans son environnement, et de ces effets contribués non seulement au développement de la microsociété, mais aussi à l'édification de la nation toute entière.

II.2. SITUATION GEOGRAPHIQUE

L'université de Kamina est dans la Province du Haut-Lomami, dans la ville Kamina. Elle est située :

✓ Au Nord par l'avenue Lumumba ;
✓ Au Sud par l'avenue Sendwe ;
✓ A l'Est par l'avenue de la base ;
✓ A l'Ouest par la MONUSCO.

II.3. ORGANIGRAMME

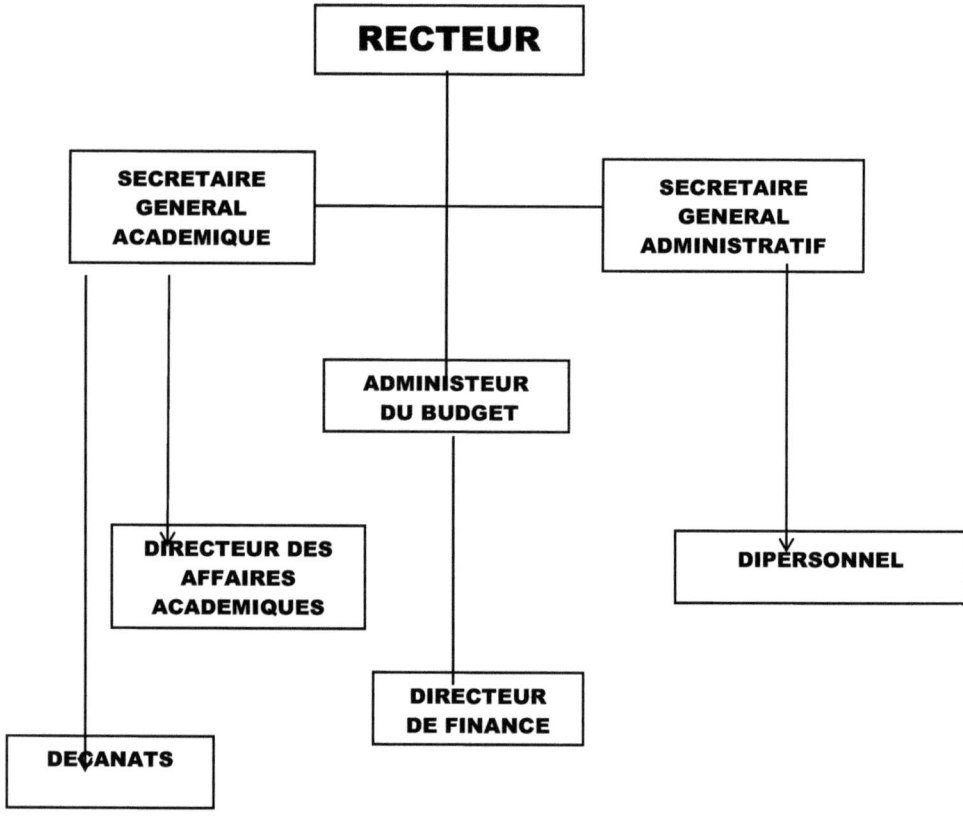

CHAPITRE III : MATERIELS ET METODES

III.1. MATERIELS

Nous avons usé des personnes fréquentant l'université soumis aux questionnaires comme matériels d'étude.

III.2. METHODES

1) Type d'étude

Nous avons mené une étude descriptive transversale, dans une enquête prospective portant sur la perception du vaccin contre la covid-19 dans les milieux universitaires.

2) Population totale

Notre population totale est constituée de l'ensemble d'étudiants de l'université de Kamina, issus de toutes les promotions et facultés.

3) Taille de l'échantillon

Nous avons opté pour un échantillon de 384 étudiants issus de toutes les promotions et facultés. Cette taille est calculée selon la formule suivante : $n = \dfrac{z\alpha^2 pq}{d^2}$

Avec ;
- n: Taille de l'échantillon
- Zα : Coefficient de confiance pour un degré de confiance à 95% (0,05), ce coefficient est égal à 1,96
- P : Proportion connue d'étudiants ayant une bonne perception de la vaccination contre la Covid-19, comme elle ne pas connue on peut utiliser 50% (0,50)
- Q=1-p (0.5) ou la proportion connue d'étudiants ayant une mauvaise perception de la vaccination contre la Covid-19
- d : est le degré de précision voulu qui vaut en général 5% (0,05)

$$D'où\ n = \frac{(1,96)^2 X0,50X0,5}{(0,05)^2} = \frac{3,84X0,50X0,5}{0,0025} = 384\ Etudiants$$

4) Échantillonnage

L'effectif des étudiants de l'université de Kamina étant sans cesse changeant, nous avons procédé par l'échantillonnage non probabiliste de convenance pour rencontrer les sujets sur lesquels notre étude devrait être menée. Soit 384 Étudiants.

5) Critères de sélection

✓ Critères d'inclusion

Est inclus dans notre population d'étude, toute personne fréquentant l'université de Kamina pour raison des études, et disponible lors de notre descente pour la collecte de données.

✓ Critères d'exclusion

Est exclu de la population d'étude, tout sujets ne fréquentant pas l'université de Kamina pour raison des études, ou n'étant pas disponible lors de notre descente pour la collecte de données.

6) Techniques de collecte de données

Pour collecter nos données, nous avons utilisé un questionnaire écrit et paramétré sous format électronique à travers l'outil ODK (Open data Kit) version 5.2v.

7) Gestion de données statistiques

L'application ou l'outil ODK (Open data Kit) que nous avons utilisé pour paramétrer en électronique notre questionnaire de collecte, nous fournit une base de données Excel 97-2003, qui nous avons pu analyser avec le logiciel Epi-info version 7.2.2.23.

8) Considérations éthiques

Pour respecter la dignité et la personnalité des étudiants sur lequel nous avons pu collecter les données, nous avons commencé par une brève présentation, à l'issue de laquelle nous avons expliqué le bien fondé de notre mission, en insistant sur l'anonymat et la confidentialité de données car celles-ci éteint utiles qu'à de fins scientifiques. C'est ainsi qu'ils nous ont accordé leur consentement libre et ont accepté de répondre à nos préoccupations.

9) Variables d'étude

- Sexe
- Tranche d'âge
- Filière de l'enquête
- Promotion
- Commune de provenance
- Confession religieuse
- Statut matrimonial
- Connaissance sur la COVID-19
- Connaissance sur le vaccin contre la Covid-19
- Reconnaissance de l'efficacité du vaccin
- Faite de accepter de se faire vacciner contre la covid-19
- Raisons de ne pas se faire vacciner
- Perception faite du vaccin contre la Covid-19
- Attitude face au vaccin contre la covid-19

10) Difficultés rencontrées et pistes de solution

Comme dans toute œuvre scientifique, nous avons pu affronter les difficultés multiples notamment, l'indisponibilité de certains étudiants lors de la collecte de données, les difficultés financières ainsi que le refus de répondre à certaines questions par les enquêtés. Cependant, l'objectivité, la détermination et le courage nous ont permis respectivement à affronter ces difficultés.

CHAPITRE IV : RESULTATS

Tableau I : Répartition de données selon le sexe

Sexe	Fréquence	Pourcentage
Féminin	171	44,53
Masculin	213	55,47
Total	384	100

Il ressort de ce tableau que le sexe masculin a une prédominance de 55,47% de sujets, alors que le sexe féminin n'est représenté que par 44,53% de cas.

Tableau II : Répartition de données selon les tranches d'âge

Tranche d'âge	Fréquence	Pourcentage
<=18	19	4,95
De 19 à 28 ns	342	89,06
de 29 à 33 ans	2	5,99
Total	384	100

Il ressort de ce tableau que 89,06% de sujets sont âgés de 19 à 28 ans, alors que 4,95% de sujets sont âgés de 4 ans et moins.

Tableau III : Répartition de données selon la filière de l'enquête

Filière de L'enquête	Fréquence	Pourcentage
Agronomie	47	12,24
Faculté de droit	34	8,85
Faculté de lettre	25	6,51
ISAM	43	11,2
Médecine moderne	56	14,58
Médecine vétérinaire	18	4,69
Psychologie et sciences de l'éducation	26	6,77
Ecole de santé publique	58	15,10
Sciences économiques et de gestion	46	11,98
Sciences informatiques	20	5,21
Sciences sociales	11	2,86
Total	384	100

Ce tableau indique que les étudiants de l'école de santé publique étaient les plus représentés dans l'étude avec 15,10%.

Tableau IV : Répartition de données selon la promotion d'enquêtés

Promotion	Fréquence	Pourcentage
D2/L2	3	0,78
G1	121	31,51
G2	123	32,03
G3	92	23,96
L1/D1	45	11,72
Total	384	100

Il ressort de ce tableau que 32,03% d'enquêtés sont issus de G3, alors que ceux de D2/L2 sont les moins représentés avec 0,78%.

Il ressort de ce tableau que la commune de Kamina est la plus représentée dans l'étude avec 55,73%, alors que la commune sobongo reste représentée par 10,94%.

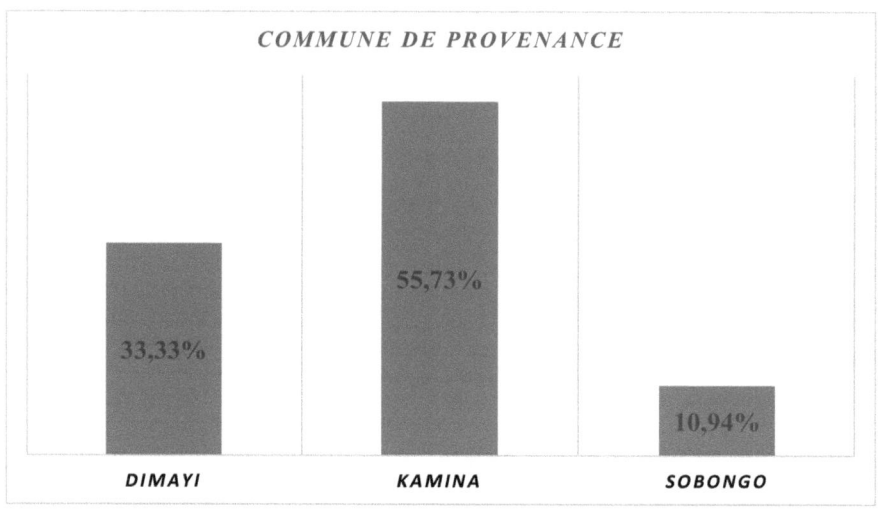

Figure 1 : Réparation de données selon la commune de provenance

Tableau V : Répartition de données selon la confession religieuse

Confession religieuse	Fréquence	Pourcentage
Autres confession	16	4,17
Catholique	144	37,5
Musulmane	43	11,2
Protestante	181	47,14
Total	384	100

Il ressort de ce tableau que 47,14% d'enquêtés sont de protestants, alors que 4,17% e sujets sont des autres confessions religieuses.

La figure ci-dessous indique que les célibataires sont les plus fréquents dans l'étude, alors que les mariés sont les moins fréquents, soit 92% contre 8%.

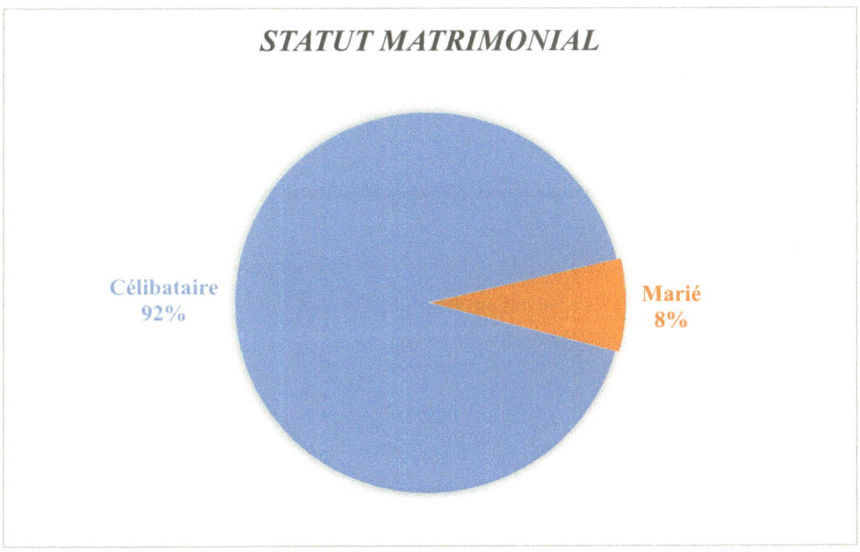

Figure 2 : Répartition de données selon le statut matrimonial

Tableau VI : Répartition de données selon la connaissance sur la COVID-19

Connaissance sur la COVID-19	Fréquence	Pourcentage
Non	6	1,57
Oui	378	98,43
Total	384	100

Il ressort de notre étude que 98,43% d'enquêtés ont une connaissance sur la Covid-19, alors que 1,57% d'étudiants n'en ont pas de connaissance.

Tableau VII : Répartition de données selon la connaissance sur le vaccin contre la Covid-19

Connaissance sur le vaccin contre la Covid-19	Fréquence	Pourcentage
Non	3	0,79
Oui	375	99,21
Total	378	100

Ce tableau montre que 99,21% d'enquêtés ont une connaissance sur le vaccin contre la covid-19, alors que 0,79% d'enquêtés n'en ont pas de connaissance.

Tableau VIII : Répartition de données selon la reconnaissance de l'efficacité du vaccin

Reconnaissance de l'efficacité du vaccin	Fréquence	Pourcentage
Non	134	35,68
Oui	241	64,32
Total	375	100

Ce tableau indique que 64,32% d'enquêtés ont une reconnaissance de l'efficacité du vaccin, alors que 35,68% de sujets n'ont pas cette reconnaissance.

Tableau IX : Répartition de données selon le faite de accepter de se faire vacciner contre la covid-19

Accepter de se faire vacciner contre la covid-19	Fréquence	Pourcentage
Non	372	99,27
Oui	3	0,73
Total	375	100

Ce tableau démontre que 99,27% de sujets n'acceptent pas se faire vacciner, alors que seulement 0,73% acceptent se faire vacciner.

Tableau X : Répartition des sujets selon les raisons de ne pas se faire vacciner

Raisons de ne pas se faire vacciner	Fréquence	Pourcentage
Dieu me protège	19	5,19
J'évite les milieux plus fréquentés	19	5,19
Je me lave régulièrement les mains	58	15,58
Je porte régulièrement le masque (Cache nez)	156	41,56
Je respecte la distance d'au moins 1 mètre	78	20,78
La maladie n'existe pas	41	11,02
Total	372	100

La lecture de ce tableau nous montre que, 11,02% de sujets n'acceptant pas se faire vacciner, croient se protéger avec le port régulier de masques (cache-nez).

Tableau XI : Répartition de données selon la perception faite du vaccin contre la Covid-19

Perception du vaccin contre covid-19	Fréquence	Pourcentage
Bonne	149	39,84
Mauvaise	256	60,16
Total	375	100

Ce tableau stipule que 60,16% que 60,16% de sujets ont une mauvaise perception du vaccin contre la covid-19, alors que 39,84% de sujets en ont une bonne perception.

Tableau XII: Répartition de données selon l'attitude face au vaccin contre la covid-19

Attitude face au vaccin contre la covid-19	Fréquence	Pourcentage
Défavorable	204	54,43
Favorable	171	45,57
Total	375	100

Il ressort de ce tableau que 54,43% de sujets ont une attitude défavorable face au vaccin contre la covid-19, alors que 45,57% de sujets ont une attitude favorable face à ceci.

CHAPITRE V : DISCUSSION ET COMMENTAIRES

Notre étude que le sexe masculin a une prédominance de 55,47% de sujets, alors que le sexe féminin n'est représenté que par 44,53% de cas. Ce qui peut s'expliquer par le fait que je suis moi-même un homme, et que c'est sont les gens de mon sexe qui m'accueilliez bien. Nos résultats sont semblables aux résultats de Jeffrey V. Lazarus (2020) qui dans son étude avait aussi trouvé une prédominance du sexe masculin par rapport au sexe féminin. Soit 59,3% contre 41,7%.

Ensuite, nous avons aussi trouvé que 89,06% de sujets sont âgés de 19 à 28 ans, alors que 4,95% de sujets sont âgés de 18 ans et moins. Ce qui s'explique par le fait que notre étude s'est réalisée dans un milieu estudiantin, alors dans celui-ci on a à faire à des adultes tout fait. Nos résultats s'opposent à ceux de songa (2020) qui dans son étude avait trouvé une prédominance du sexe féminin par rapport au sexe masculin parce qu'elle était une femme, soit 54% contre 40%.

On a aussi constaté que les étudiants de l'école de santé publique étaient les plus représentés dans l'étude avec 15,10%. Et que 32,03% d'enquêtés sont issus de G3, alors que ceux de D2/L2 sont les moins représentés avec 0,78%. Ce qui peut facilement être expliquer par le fait que les étudiants de notre faculté ne devraient que bien m'accueillir et être bien disposés pour me répondre surtout ceux de G3 où je suis mois même. Songa (2020), avait trouvé aussi dans son étude plus d'étudiants de l'école de santé publique que ceux d'autres facultés. Car elle-même était de l'école de santé publique.

La commune de Kamina est la plus représentée dans l'étude avec 55,73%, alors que la commune sobongo reste représentée par 10,94%. Ce qui peut être expliqué par le fait que nous avons à faire aux étudiants or c'est la commune Kamina qui a des familles pouvant faire éduquer les enfants jusqu'à l'université. On a aussi trouvé que de ceux-ci, 47,14% d'enquêtés sont de protestants, alors que 4,17% e sujets sont des autres confessions religieuses. Et que les célibataires sont les plus fréquents dans l'étude, alors que les mariés sont les moins fréquents, soit 92% contre 8%. Toute cette situation explique la caractéristique de jeunes étudiants de notre pays.

Nos résultats nous montre que 98,43% d'enquêtés ont une connaissance sur la Covid-19, alors que 1,57% d'étudiants n'en ont pas de connaissance. Et que 99,21% d'enquêtés ont une connaissance sur le vaccin contre la covid-19, alors que 0,79% d'enquêtés n'en ont pas de connaissance. Ceci peut s'expliquer par le fait que la réputation qu'à la maladie, et les record que se maladie viens de battre sur toute l'étendue de la terre font que celle-ci, sot connue de tous, car d'aucuns n'ignorent que la pandémie est responsable d'une mortalité non négligeable actuellement dans les pays industrialisés que dans ceux non industrialisés. Nos résultats restent appuyé sur une publication selon laquelle, le monde actuellement reste frappé par un fléau non négligeable, ce dernier touche et les pays en voie développement, et ceux développés. La chine, l'Italie, la France et biens des grands pays de ce monde se sont retrouvés victimes vis-à-vis du taux de morbi-mortalité et des insuffisances tant sur le plan économique et sociale engendrées par la pandémie de la Covid-19 (Marie-Paule K et al, 2020).

Nos analyses nous révèlent aussi que 99,27% de sujets n'acceptent pas se faire vacciner, alors que seulement 0,73% acceptent se faire vacciner, c'est qui ne s'explique pas correctement étant donné que 64,32% d'enquêtés ont une reconnaissance de l'efficacité du vaccin, alors que 35,68% de sujets n'ont pas cette reconnaissance. Par ailleurs, la vaccination contre le Covid-19 est très diversement accueillie en Afrique, selon une étude menée par l'Africa CDC dans quinze pays et rendue publique jeudi. Au moins 1 000 personnes ont été interrogées en face à face ou par téléphone dans chacun de ces pays entre août et septembre 2020. Si 94 % des Ethiopiens approuvent l'idée de se faire vacciner, seulement 59 % des sondés en République démocratique du Congo (RDC) l'envisagent favorablement. Ils sont 76 % au Nigeria, pays le plus peuplé du continent (Laurence Caramel; 2021).

En fin, 11,02% de sujets n'acceptant pas se faire vacciner, croient se protéger avec le port régulier de masques (cache-nez). Tout ça qui est une conséquence de la réalité selon laquelle, 60,16% que 60,16% de sujets ont une mauvaise perception du vaccin contre la covid-19, alors que 39,84% de sujets en ont une bonne perception. Surtout que 54,43% de sujets ont une attitude défavorable face au vaccin contre la covid-19, alors que 45,57% de sujets ont une attitude favorable face à ceci. Et pourtant selon Dominique G et al, (2014), la perception des risques et des bénéfices des vaccins, les attitudes par rapport à la vaccination, les normes et les connaissances étaient parmi les déterminants les plus fréquemment associés aux décisions vaccinales dans la population, mais également chez les professionnels de la santé pour leur propre vaccination. Mais l'inquiétude concernant l'hésitation à la vaccination augmente sur le plan mondial.

CONCLUSION

Le monde actuellement reste frappé par un fléau non négligeable, ce dernier touche et les pays en voie développement, et ceux développés. La chine, l'Italie, la France et biens des grands pays de ce monde se sont retrouvés victimes vis-à-vis du taux de morbi-mortalité et des insuffisances tant sur le plan économique et sociale engendrées par la pandémie de la Covid-19. Cependant que plusieurs vaccins prophylactiques contre le COVID-19 sont actuellement en développement, mais on en sait peu sur l'acceptabilité par les gens d'un vaccin COVID-19.

La présente étude a pour objectif général de déterminer la perception du vaccin contre la covid-19 dans le milieu universitaire de Kamina en vue de contribuer à l'amélioration de l'état de santé de la population.

Nous avons mené une étude descriptive transversale, dans une enquête prospective portant sur la perception du vaccin contre la covid-19 dans les milieux universitaires.

Nos ainsi, trouvé que ; le sexe masculin a une prédominance de 55,47% de sujets, alors que le sexe féminin n'est représenté que par 44,53% de cas ; 89,06% de sujets sont âgés de 19 à 28 ans, alors que 4,95% de sujets sont âgés de 4 ans et moins ; les étudiants de l'école de santé publique étaient les plus représentés dans l'étude avec 15,10% ; 32,03% d'enquêtés sont issus de G3, alors que ceux de D2/L2 sont les moins représentés avec 0,78% ; la commune de Kamina est la plus représentée dans l'étude avec 55,73%, alors que la commune sobongo reste représentée par 10,94% ; 47,14% d'enquêtés sont de protestants, alors que 4,17% e sujets sont des autres confessions religieuses ; les célibataires sont les plus fréquents dans l'étude, alors que les mariés sont les moins fréquents, soit 92% contre 8% ; 98,43% d'enquêtés ont une connaissance sur la Covid-19, alors que 1,57% d'étudiants n'en ont pas de connaissance ; 99,21% d'enquêtés ont une connaissance sur le vaccin contre la covid-19, alors que 0,79% d'enquêtés n'en ont pas de connaissance ; 64,32% d'enquêtés ont une reconnaissance de l'efficacité du vaccin, alors que 35,68% de sujets n'ont pas cette reconnaissance ; 99,27% de sujets n'acceptent pas se faire vacciner, alors que seulement 0,73% acceptent se faire vacciner ; 11,02% de sujets n'acceptant pas se faire vacciner, croient se protéger avec le port régulier de masques (cache-nez). 60,16% de sujets ont une mauvaise perception du vaccin contre la covid-19 ; et en fin, 54,43% de sujets ont une attitude défavorable face au vaccin contre la covid-19, alors que 45,57% de sujets ont une attitude favorable face à ceci.

SUGGESTIONS

En rapport avec les résultats qui précèdent, nous suggérons ce qui suit :

> *Aux autorités politico-administratives* :
- Mettre en place des cadres pouvant permettre aux acteurs de la santé d'optimiser la communication avec la population en vue de l'acceptabilité de la vaccination contre la pandémie à Covid-19.

> *Aux autorités sanitaires :*
- Mettre en place de notions d'éducation pour la santé et mettre en place de voies les plus correcte pour persuader la population l'acceptabilité de la vaccination contre la Covid-19 ;
- Elever le niveau de connaissance de la population en rapport avec la pandémie à Covid-19 ainsi que tous ses éléments.

> *A la population estudiantine de Kamina :*
- Avoir une bonne perception de la vaccination contre la covid-19 étant donné que c'est pour le bien être de tout le monde ;
- Accompagner les acteurs de la santé publique à atteindre leurs objectifs en acceptant la vaccination mise à sa disposition.

> *Aux chercheurs :*
- Mettre en place des études démontrant le deux liés à la on acceptabilité de la vaccination contre la covid-19 ;
- Approfondir la dite recherche en touchant surtout les points non abordés par la nôtre.

REFERENCES

Cécile Longchamps, Simon Ducarroz2, Lisa Crouzet2, Tarik El Aarbaoui1, Cécile Allaire3, Anne-Claire Colleville3, Maria Melchior1 et le groupe de l'étude ECHO : Connaissances, Attitudes Et Pratiques Liées À L'épidémie De Covid-19 Et Son Impact Chez Les Personnes En Situation De Précarité Vivant En Centre D'hébergement En France : Premiers Résultats De L'étude Echo

Chen N, Zhou M, Dong X, Qu J, Gong F, Han Y. et al. (2020). Caractéristiques épidémiologiques et cliniques de 99 cas de pneumonie à nouveau coronavirus 2019 à Wuhan, Chine: une étude descriptive. Lancette ; 395: 507–13. [Article gratuit de PMC] [PubMed] [Google Scholar]

CMR COVID-19/RDC (2020). Situation épidémiologique Covid-19 en République Démocratique du Congo au 05 Août 2020.

Dominique Gagnon et Eve Dubé : Promotion de la vaccination : agir pour maintenir la confiance, 2014.

James Gallagher (2020). Vérités sur l'existence d'un remède Covid-19. BBC

Jeffrey V. Lazarus; Scott C. Ratzan; Adam Palayew; Lawrence O. Gostin; Heidi J. Larson , Kenneth Rabin , Spencer Kimball et Ayman El-Mohandes: Une enquête mondiale sur l'acceptation potentielle d'un vaccin COVID-19

Jiao J, Tang X, Li H, Chen J, Xiao Y, Li A. et al. (2010) Survey of knowledge of villagers in prevention and control of SARS in Hainan Province. China Tropical Medicine ;5:703–5. [Google Scholar]

John D Ditekemena, Dalau Nkamba Mukadi; Université de Kinshasa; Armand Mutwadi; Université de Kinshasa; Muhindo Mavoko Hypolite : perception du vaccin à covid-19 en république démocratique du Congo, fevrier,2021.

Kobiané J, Fournier P. (2011). Les facteurs individuels et du milieu de vie associés à la non vaccination des enfants en milieu rural au Burkina Faso : une approche multiniveau. Cahiers d'études et de recherches francophones / santé ; 17 (4) : 201-206. DOI:10.1684/san.2007.0088.

Laurence Caramel : l'Afrique face au Covid-19 : le continent vacciné en 2022; **le 12 mars 2021 à 18h00**

M. Detoc et Mannik (2020). Facteurs associés à l'intention de se faire vacciner contre les infections à SARS-CoV-2 chez les professionnels de santé : et si la profession comptait. 10.1016/j.medmal.2020.06.196. 50(6): S96–S97.

Marie-Paule Kieny, Présidente Brigitte, Autran Alain, Fischer Xavier de Lamballerie, Odile Launay : VACCINS CONTRE LE SARS-CoV-2 19 JUILLET 2020 UNE STRATEGIE DE VACCINATION,

Michael E (2015). Couverture vaccinale et facteurs associés à la non complétude vaccinale des enfants de 12 à 23 mois du district de santé de Djoungolo-Cameroun en. Pan Afr Med J. 2014 ; 17 : 1–8.

MINISANTE/Malaisie (2020). La Malaisie confirme les premiers cas d'infection à coronavirus. Reuters [Internet]. Disponible sur: https://www.reuters.com/article/c hina-health-malaysia / malaysia-confirme-first-casesof-coronavirus-infection-idUSL4N29U03A

Mohammed K. Al-Hanawi (2020). Knowledge, Attitude and Practice Toward COVID-19 Among the Public in the Kingdom of Saudi Arabia: A Cross-Sectional Study. (frontiersin)https://doi.org/10.3389/fpubh.2020.00217

OMS ; Statistiques de la pandémie à la COVID-19 dans le monde, Rapport technique. 2019

Paul L Reiter[1], Michael L Pennell[2], Mira L Katz[2] : Acceptabilité d'un vaccin COVID-19 chez les adultes aux États-Unis: combien de personnes seraient vaccinées?, Vaccin 29 septembre 2020

Radio canada : L'hésitation à se faire vacciner en baisse et les critiques en hausse au Canada, Publié le 8 mars 2021

Sana O Alturki, Sawsan O Alturki[1,2], Jennifer Connors[1,3], Gina Cusimano[1], Michele A Kutzler[1,3], Abdullah M Izmirly[1,2,3], Elias K Haddad : La pandémie de 2020: développement actuel du vaccin contre le SRAS-CoV-2, 19 août 2020

World Health Organisation. Draft global vaccine action plan - Report by the Secretariat: World Health Organisation, 2020